BEI GRIN MACHT SICH IHR WISSEN BEZAHLT

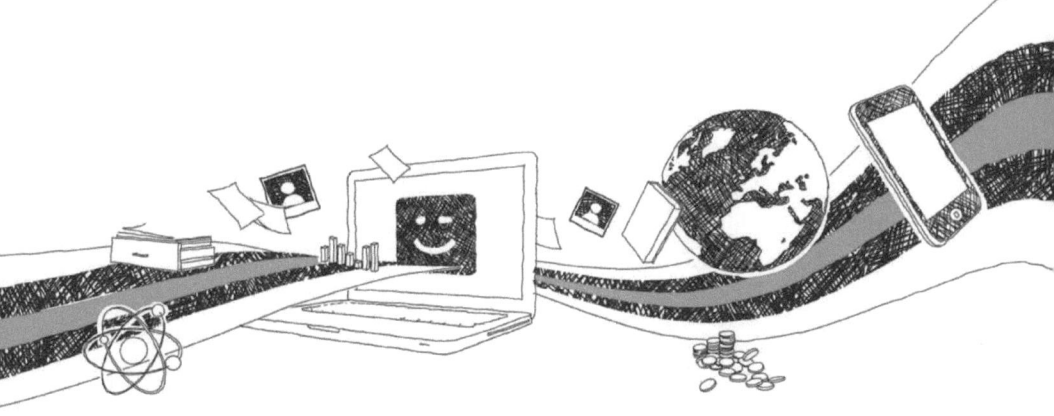

- Wir veröffentlichen Ihre Hausarbeit,
  Bachelor- und Masterarbeit

- Ihr eigenes eBook und Buch -
  weltweit in allen wichtigen Shops

- Verdienen Sie an jedem Verkauf

Jetzt bei www.GRIN.com hochladen und kostenlos publizieren

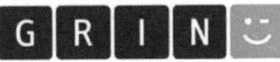

Bibliografische Information der Deutschen Nationalbibliothek:

Die Deutsche Bibliothek verzeichnet diese Publikation in der Deutschen National-
bibliografie; detaillierte bibliografische Daten sind im Internet über http://dnb.d-
nb.de/ abrufbar.

Impressum:

Copyright © 2016 GRIN Verlag, Open Publishing GmbH
Druck und Bindung: Books on Demand GmbH, Norderstedt Germany
ISBN: 9783668500754

Dieses Buch bei GRIN:

http://www.grin.com/de/e-book/372378/musik-positive-wirkung-auf-den-intensiv-
patienten

Jürgen Kredler

Musik. Positive Wirkung auf den Intensivpatienten

GRIN Verlag

GRIN - Your knowledge has value

Der GRIN Verlag publiziert seit 1998 wissenschaftliche Arbeiten von Studenten, Hochschullehrern und anderen Akademikern als eBook und gedrucktes Buch. Die Verlagswebsite www.grin.com ist die ideale Plattform zur Veröffentlichung von Hausarbeiten, Abschlussarbeiten, wissenschaftlichen Aufsätzen, Dissertationen und Fachbüchern.

Besuchen Sie uns im Internet:

http://www.grin.com/

http://www.facebook.com/grincom

http://www.twitter.com/grin_com

Facharbeit in der Weiterbildung

zum

Gesundheits- und Krankenpfleger für Intensivpflege

und Anästhesie (DKG)

Musik

-

Positive Wirkung auf den

Intensivpatienten

Autor: Jürgen Kredler

Amberg, 15. Juli 2016

Inhaltsverzeichnis

1 Einleitung

Seit der Mensch denken kann, ist Musik ein essenzieller Bestandteil unserer Kultur, unserer Lebensweisen, unserer Religion und unseres Alltags. Das hat auch seinen Grund, denn Musik hat eine Vielzahl von Einflüssen auf uns Menschen, unsere Psyche, unseren Körper und unser Handeln. Eine schöne, angenehm klingende Melodie wirkt sich auf unsere Stimmung aus. So ist es nicht verwunderlich, dass wir Musik zu unseren schönsten und wichtigsten Ereignissen, wie zum Beispiel zur Hochzeit, zur Taufe, zum Geburtstag aber auch zu Anlässen wie einer Trauerfeier, ganz gezielt auswählen. Jemand, der sich mit Musik auseinandersetzt und sich intensiv mit ihr beschäftigt, verbessert seine Hirnleistung und sein Gehör, ist schlauer und hat Vorteile beim Lernen. Bei den Menschen, welche in jungen Jahren ein Instrument erlernt haben, wirken sich diese Effekte besonders positiv aus. Selbst im hohen Alter, auch wenn sie schon lange nicht mehr musizieren, profitieren sie immer noch von einigen dieser Effekte, sagen US-Forscher von der Northwestern University. Der Grund ist einfach. Im Hirn werden beim Musizieren Nervenschaltungen gebildet, die wie ein Jungbrunnen wirken (www.rp-online.de, 2014, o.S.).

Kanadische Wissenschaftler fanden heraus, dass, wenn wir uns schöne Musik anhören, unser Belohnungssystem im Hirn angesprochen wird. Dies hat ähnlich positive Auswirkungen wie gutes Essen, Sex oder Drogen. Je besser wir das gehörte Lied finden, desto mehr Botenstoffe werden ausgeschüttet. Musik ist sogar in der Lage, Leid und Schmerzen deutlich zu verringern (www.rp-online.de, 2014, o.S.).

Wie bereits der österreichische Theaterschauspieler, Komponist und Sänger Laurentius von Schnifis in seinem Liederzyklus Mirantisches Flötlein (1682) nieder geschrieben hat, war sich die Menschheit bereits vor vielen Jahrhunderten über die Kraft und die körperlichen Auswirkungen der Musik bewusst. Das wird im folgenden Textauszug aus dem Liederzyklus deutlich.

Was kann doch auf Erden geliebet mehr werden als süßer Gesang!
Was treibet vom Herzen behender die Schmerzen als lieblicher Klang?
Die Musik allein die Tränen abwischet, die Herzen erfrischet,

wenn sonst nichts hilflich will sein.

Die Musik vertreibet, vertilget, verschreibet nach Thule das Leid,
macht Hinkende springen, Verzagende singen vor herzlicher Freud.
Sie treibet die Feind, den Frieden zu schließen, sodass sie oft müssen,
gezwungen, werden gut Freund.

Die Musik den Kranken macht ringe Gedanken, vertreibet das Gift.
Oft haben die Saiten in schweren Krankheiten viel Gutes gestift.
Der liebliche Ton die Immlein betöret, dass, wenn sie empöret,
nicht können fliegen davon.

(Textauszug aus dem Liederzyklus Mirantisches Flötlein 1682)
Laurentius von Schnifis
(1633 - 1702), österreichischer Dichter und Komponist

1.1 Motivation

Ein Telefon klingelt ununterbrochen vor sich hin, ...ein Modulwagen wird über den Gang geschoben und anschließend die Türen aufgeschlagen, ...jemand schreit seinem Kollegen um Hilfe, ...das Geklapper von Waschschüsseln dröhnt, ...schnelle hektische Schritte eilen hin und her, ...bedrohliche Alarmsignale schrillen aus unterschiedlichen Richtungen,...der Monitor piepst unaufhörlich im Takt des Herzschlages,...Türen schlagen zu, ...stimmen sind aus der Ferne zu hören, ...Befehle wie: „Guten Morgen, machen Sie die Augen auf!" oder „mal tief Luft holen!" werden gerufen ...und mitten in dieser Lärmkulisse liegt ein schwerkranker Mensch auf der Intensivstation.

Im Rahmen der Weiterbildung zur Fachkraft für Intensivpflege und Anästhesie wurde mir die Möglichkeit gegeben, ein paar Monate auf einer internistischen und operativen Intensivstation zu arbeiten. Ich stellte mir immer wieder die Frage, wie ein Mensch, welcher schwerkrank ist, in dieser Lärmkulisse wieder gesund werden soll. Ich fing an, mich mit der Problematik auseinanderzusetzen und überlegte, wie man dieser entgegenwirken könnte. Ich stellte fest, dass viele Patienten positiv auf ein laufendes Radio reagiert haben bzw. nach Musik fragten, gefolgt von Aussagen wie „Gott sei Dank! Endlich wieder ein Stück Alltag." oder „Tut das gut!".

Nur wie könnte ich dieser Problematik auch bei sedierten oder komatösen Patienten entgegen wirken? Ich begann bei den alltäglichen Pflegearbeiten damit, ein Radio leise im Hintergrund laufen zu lassen und reduzierte, so gut es ging, die Umgebungsgeräusche, schloss die Zimmertür und bewegte mich, wenn möglich sehr ruhig und langsam im Zimmer. Den Patienten begrüßte ich zu Beginn mit einer Initialberührung. Diese Prozedur wiederholte ich nach Möglichkeit jeden Tag auf die exakt gleiche Weise. Im Laufe der Woche wurde der Patient deutlich ruhiger, wirkte entspannter und war nicht mehr so „wehrhaft" bei der Grundpflege und beim Lagerungswechsel. Dieses Erlebnis war einer der Gründe, mich intensiver mit dem Thema Musik und seiner Wirkung auf Intensivpatienten auseinander zu setzen. So entschloss ich mich, auch meine abschließende Facharbeit zu dieser Thematik zu schreiben.

1.2 Zielsetzung

Ich würde mich freuen, wenn wir alle durch diese Arbeit:

- jeden dafür sensibilisieren, im Krankenhaus vor allem auf einer Intensivstation, aber auch in jeder anderen Abteilung, etwas bewusster mit Musik und ihrer positiven Wirkung für den Patienten, aber auch auf uns alle, gerade im Berufsalltag, umzugehen.
- den Patienten eine schönere und vielleicht sogar eine schnellere bzw. leichtere Genesung ermöglichen.
- unsere Patienten von bedrohlichen Geräusch- und Alarmkulissen zumindest ein Stück weit abschotten können.
- Angehörige eine angenehmere Atmosphäre erfahren.
- wir als Personal ebenfalls von den positiven Wirkungen der Musik profitieren, da es sich wiederum positiv auf den Patienten auswirken wird.

2 Grundlagen zum Thema

Ein Ton entsteht, wird vom Ohr aufgenommen und im Gehirn mit Emotionen in Verbindung gebracht. Das Gehör bleibt immer aktiv, es wird deutlich vielfältiger verarbeitet als beispielsweise das Sehen, welches räumlich begrenzt ist. Geräusche werden von unserem Gehirn verarbeitet und als körperliche Reaktionen oder Gefühle zum Ausdruck gebracht. Wie genau dieser Vorgang abläuft, möchte ich in dieser Arbeit etwas genauer aufzeigen.

2.1 Historische Aspekte der Musik

Eine vor 35000 Jahren aus Knochen hergestellte Flöte beweist, dass die Menschen sich bereits sehr früh mit Musik beschäftigten. Doch die Gelehrten sind sich einig, dass es noch weit früher zu musikalischen Ereignissen in der Menschheitsgeschichte kam. Viele archäologische Funde unterstützen diese Theorie (www.was-war-wann.de, o. J., o. S.).

Die Musik begleitet uns nun schon seit Menschengedenken, sie hat die Menschheit schon immer durch die Jahrhunderte getragen und durch schwierige Zeiten begleitet. Bereits im 9. Jahrhundert ist der Notensatz standardisiert worden, wofür vor allem die großen Kirchen und Klöster verantwortlich waren.

So entwickelte sich die Form der Musik fortan weiter. Es wurden neue Instrumente erfunden, sie hat sich von Monophonie zu Polyphonie weiterentwickelt und bedeutende Komponisten wie beispielsweise Hildegard von Bingen (1098-1179), Michael Praetorius (1571-1621), Johann Sebastian Bach (1685-1750), Ludwig van Beethoven (1770-1827), Richard Wagner (1813-1883) und Carl Orff (1885-1982) haben mit ihren Kompositionen die Jahrhunderte geprägt (www.nthuleen.com, o. J., o. S.).

Musik und Medizin sind bereits seit Jahrtausenden eng miteinander verbunden. Bereits vor ca. 4200 Jahren dichtete und komponierte Encheduanna, die Tochter des Königs Sargon von Akkad, 42 Tempelhymnen, mit denen sie Kranke heilen konnte. Die in ein Heilritual fest eingebundene magisch-mystische Musik versetzte die Kranken und/oder Heiler in einen tranceartigen Zustand, in dem Götter beschwört und Dämonen vertrieben wurden. Diese Praktiken zogen sich bis in die Frühantike hinein.

Die Musiktherapie als solche zog sich von der klassischen Antike bis in die Renaissance und Barrock.

Im 19. Jahrhundert verschwand die Musiktherapie aus dem Sichtfeld der Ärzte und verlor den Bezug zum klassisch medizinischen Bereich der körperlichen Erkrankungen. Es entwickelte sich ein neuer Schwerpunkt in der Behandlung von psychischen Erkrankungen.

Erst nach dem zweiten Weltkrieg lebte die Musiktherapie wieder auf und es entwickelten sich vier große Bereiche, die bis heute die Musiktherapie maßgeblich beeinflusst haben:

- heilpädagogische Orientierung: P. Nordoff, C. Robbins, J. Alvin und G. Orff
- psychotherapeutische Orientierung: G. K. Loos, Dr. Blanke und Dr. Jädicke
- medizinische Orientierung: H.H. Teirich
- anthroposophische Orientierung: M. Schüppel (www.musiktherapie.de, 2014, S. 1).

2.2 Wirkung der Musik auf den Menschen (Metaebene)

„Das Ohr kann nicht willentlich geschlossen werden. Es ist gegenüber der Umwelt immer geöffnet. Damit sind wir akustischen Vorgängen ständig ausgeliefert, aber wir sind so auch eng mit unserer Umwelt verbunden. Der Hörsinn ist unser wichtigster Warn-Sinn." (Neander, 2000, S.54)

Spielt eine schöne Melodie, die uns fesselt oder emotional berührt, werden die verschiedensten Gefühle wie z.B. Erregung, Trauer, Glück, Zuversicht und Fröhlichkeit in uns geweckt. Diese Emotionen sind dafür verantwortlich, dass in unserem Körper komplexe Abläufe aktiviert werden und eine Reihe von körperlichen Reaktionen stattfinden. So wird die Atem- und Körperwahrnehmung beeinflusst, wir entspannen uns, das Schmerzempfinden wird reduziert, Selbstheilungskräfte werden aktiviert, unsere Laune wird besser, wir können unangenehme Geräusche besser ausblenden und organische Störungen, die psychisch bedingt sind, werden reduziert. Dies ist nur ein kleiner Teil der komplexen Abläufe, welche der schöne Klang eines Liedes in uns auslösen kann.

2.3 Ziel der Anwendung

Diese positiven Emotionen und die daraus resultierenden Körperreaktionen können wir uns auch zur Unterstützung der Genesung und der Steigerung des Wohlbefindens unserer Patienten zunutze machen. Bei der Durchführung bzw. Anwendung dieser Möglichkeiten muss aber auf ein paar wichtige Dinge geachtet werden. Diese doch sehr essentiellen Verhaltensweisen und Regeln möchte ich im Weiteren näher erläutern.

2.4 Geeignete Musikarten und Stilrichtungen

Prinzipiell ist jede Musikrichtung geeignet. Man kann sich zu den verschiedensten Klängen und Melodien entspannen und seine Seele baumeln lassen, denn die Geschmäcker sind verschieden. Dies trifft gerade auf den Musikgeschmack zu, denn jeder hat so seine Vorlieben. Gerade deshalb ist es wichtig, die zu verwendende Musik sehr sorgfältig auszuwählen. Das Musikgenre ist auf eine gewisse Weise nebensächlich, denn das Wichtigste sind die musikalischen Vorlieben, die jeder einzelne in seinem Musikleben entwickelt hat. Sollte man sich diesbezüglich unsicher sein oder besteht eine Ungewissheit über die Vorlieben, muss noch einmal darüber nachgedacht werden, ob es sinnvoll ist, das Musikangebot durchzuführen und ob der Patient aktuell tatsächlich davon profitieren kann. Plant man trotz etwaiger Bedenken mit dem Angebot zu beginnen, gibt es einige Regeln, wie die Musik dann auszuwählen ist.

- Musik mit langsamen Tempo (weniger als 72 bpm) wirkt beruhigend
- Klassik bietet ein großes Arsenal an Musik, welche beruhigend wirkt
- Musik mit schnellerem Tempo (mehr als 72 bpm) wirkt anregend
- Spezielle Entspannungsmusik zur Beruhigung
- Ältere Schlager (Evergreens)
- Musik mit eingängiger Melodie und gekonnte Kompositionen
- Wenig Lautstärken- oder Rhythmusveränderungen
- Wenig aufreibende Harmoniefolgen
- Das Fehlen von Text (Instrumentalstücke)
- Ein gewisser Grad an Bekanntheit und Beliebtheit des Musikgenres.

Auch ein, für das jeweilige Alter angemessener, Radiosender kann beruhigend und entspannend wirken. Wie das? Der Mensch hört beispielsweise Radio bei einem entspannenden Frühstück mit seinen Liebsten, bei der Ausübung seines Hobbys oder abends in der Badewanne zum Abschalten.

Wir lauschen dem Radio in vielen alltäglichen Situationen, genießen die Musik und lauschen den Moderatoren und verknüpfen so angenehme Situationen durch das Gehörte mit Emotionen.

2.4.1 Patienteneigene Musik

Ein Freund klassischer Musik bevorzugt vielleicht Meisterwerke von Ludwig van Beethoven, Franz Schubert oder Wolfgang Amadeus Mozart und kann mit AC/DC, Sepultura oder Lady Gaga nicht wirklich viel anfangen und es wäre für ihn stressend, beunruhigend oder gar bedrohlich, wenn er sich diese Musik unfreiwillig anhören müsste. Aber für einen Fan von z.B. AC/DC kann auch diese Art der Musik Entspannung und Stressabbau hervorrufen. Es ist davon abhängig, was der einzelne mit der gehörten Musik emotional verbindet, welche Erlebnisse er mit der Musik gemacht hat. Dies sind nur einige von vielen Faktoren, die unsere musikalischen Vorlieben beeinflussen und prägen. Die Patienten müssen unbedingt nach ihrer Lieblingsmusik oder ihren musikalischen Gewohnheiten gefragt werden.

Bei komatösen Patienten oder Patienten in einem ähnlichen Zustand gestaltet sich die Auswahl der Musik schwierig, da nur in den seltensten Fällen der Musikgeschmack des Patienten bekannt ist. In diesem Fall muss eine intensive Musikanamnese mit den Angehörigen des Patienten stattfinden. Hierfür habe ich einen Musikanamnesebogen erstellt, welcher den Angehörigen zum Ausfüllen mitgegeben werden sollte.

2.4.2 Klassische Musik

Da Klassik sehr viele Menschen begeistern kann und auch sehr viele Emotionen vermittelt, hat selbst die Werbeindustrie viele Stücke der klassischen Musik, beispielsweise für ihre Werbespots, benutzt.

Diese Eigenschaften können auch wir uns zunutze machen und verwenden einige ausgewählte Titel zur therapeutischen Unterstützung des Patienten. Auf klassische Musik wird immer dann zurückgegriffen, wenn die bevorzugten Vorlieben für Musik unbekannt sind. Bei der Auswahl der Titel muss unbedingt darauf geachtet werden, welches Gefühl, aber noch viel wichtiger, welche Stimmung der ausgewählte Titel transportiert. Es gibt sehr viele Werke der klassischen Musik, welche eine depressive oder eine aufwühlende Stimmung vermitteln. Die Wahl eines solchen Titels könnte kontraproduktiv wirken und dem Patienten eher schaden als bei der Genesung zu helfen bzw. zu unterstützen.

Da es sehr schwierig ist, eine geeignete Auswahl zu treffen, habe ich mich auf die Suche begeben und nach meiner Recherche eine Auswahl an geeigneten Titeln verschiedenster Komponisten und Interpreten zusammengestellt. Diese Liste ist im Anhang auf Seite 6-7 dieser Arbeit beigefügt.

3 Zur Anatomie und Psychologie

Damit Schallwellen in eine Emotion oder körperliche Reaktion verwandelt werden können, bedarf es einer Vielzahl an anatomischer und psychologischer Voraussetzungen. So legt ein Ton einen beachtlichen Weg zurück, passiert die verschiedensten Schnittstellen, um letztendlich als Emotion mit einer körperlichen Reaktion zu enden. Da jeder Mensch seine eigenen Erfahrungen macht, verknüpft man auch alle Emotionen mit komplett unterschiedlichen Ereignissen und Empfindungen. So ist es verständlich, dass nicht jeder die gleiche Musik bevorzugt.

3.1 Wege der Musik

Wie entsteht der Ton, den wir hören können? Was passiert dabei im Körper? Wenn wir z.B. sprechen, bringt die Luft, die wir ausatmen, unsere Stimmbänder zum Schwingen. Diese Schwingungen übertragen sich auf die Luftmoleküle. Die dadurch entstehenden Bewegungen breiten sich wellenförmig als Schallwellen aus. Die Schwingungen einer Schallwelle werden in ihrer Anzahl gemessen, diese wird als Frequenz (Hz) bezeichnet. Langsame Schwingungen (z.B. 45Hz) werden als tiefer Ton gehört, schnelle Schwingungen (z.B. 16000Hz) werden als hoher Ton wahrgenommen. Der Mensch kann Geräusche in einem Frequenzspektrum zwischen ca. 20 und 20000Hz hören.

Mithilfe der Grafiken und Abbildungen auf den folgenden Seiten dieses Kapitels, möchte ich diese komplexen Vorgänge näher beschreiben und darlegen, wo und wann die Geräusche in Gefühle „verwandelt" werden.

1. Der Schall wird von der Ohrmuschel wie von einem Trichter aufgenommen, gebündelt und über den Gehörgang zum Trommelfell weitergeleitet. Der Ton versetzt das Trommelfell in Schwingungen.

2. Diese werden dann im Mittelohr an die Gehörknöchelchen Hammer, Amboss und Steigbügel weitergegeben und dort um das Zwanzigfache verstärkt.

3. Der Steigbügel drückt auf das mit Flüssigkeit gefüllte Innenohr. Die Schallwellen werden auf das Innenohr, die Hörschnecke (Cochlea), übertragen.

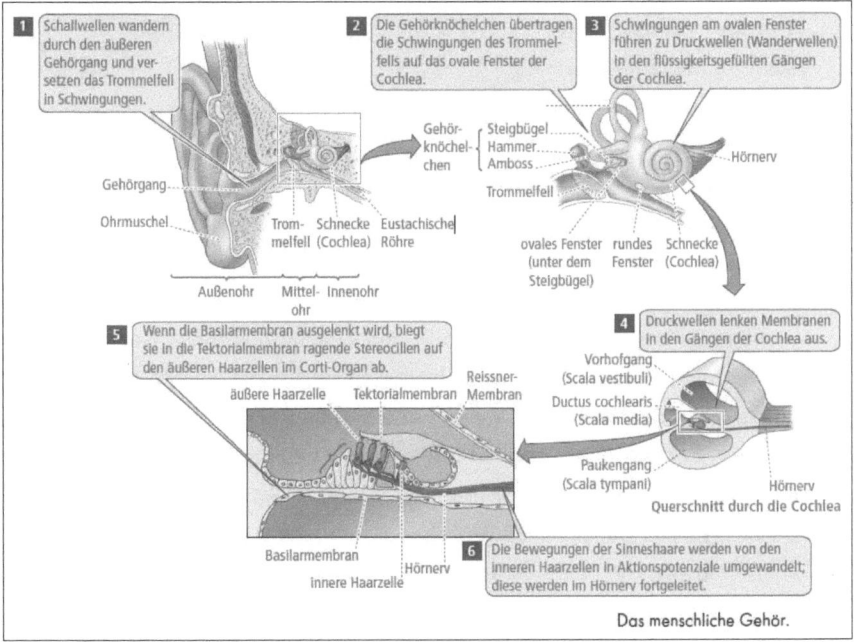

Abbildung 1: Das menschliche Gehör, Altenmüller, (www.publicationslist.org)
Große Darstellung zur Verdeutlichung im Anhang S. 1

4. Membranen in den feinen Gängen werden durch diese Druckwellen gelenkt.

5. Die feinen Härchen der Hörschnecke wandeln die Schwingungen in elektrisches Signal um.

6. Der Hörnerv gibt diese Signale an den Hirnstamm weiter.

Nach dieser „mechanischen" Verarbeitung der Geräusche und der Umwandlung in elektrische Signale, beginnt das eigentliche Hören. Vom Hirnstamm aus gelangen die elektrischen Informationen in das limbische System, auf welches ich im Folgenden näher eingehen möchte (Altenmüller, 2009, S. 8-10).

3.2 Emotionen und Gefühle

Im limbischen System, auch „Tor der Emotionen" genannt, werden die aufgenommenen Klänge mit Emotionen verknüpft (siehe Abb. 2).

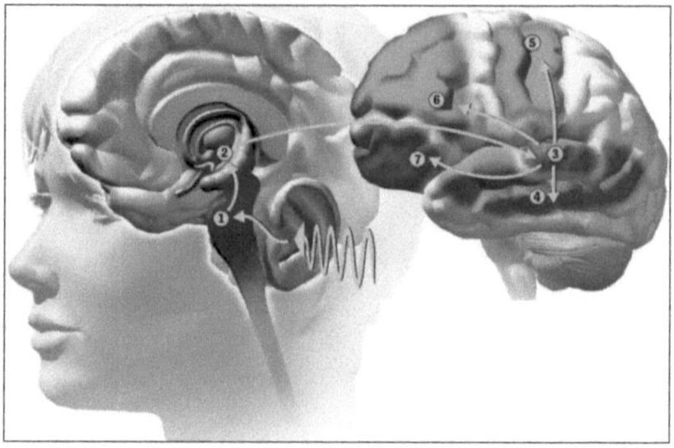

1. Klanginformationen werden über den Nervus cochlearis acusticus (Hörnerv) an den Truncus cerebri (Hirnstamm) weitergegeben. Dieser leitet die Signale an das limbische System weiter.

2. In der Verarbeitung von Gefühlen spielt das limbische System eine wichtige Rolle. Bereiche, welche z.B. beim Essen oder beim Sex aktiv sind, werden auch durch schöne Musik stimuliert. Ausgelöst werden hier auch die körperlichen Reaktionen auf Musik, wie Gänsehaut oder Weinen.

Abbildung 2: Klangwelten im Kopf , N. N., (http://129.143.224.105/Verschiedenes/Musikp%E4dagogik/Spiegel/spiegel.htm) Große Darstellung zur Verdeutlichung im Anhang S. 2

3. In der Schaltzentrale des Hörens, der Großhirnrinde, gelangen die Informationen zum primären auditorischen Cortex, der primären Hörrinde.

4. Diese wird von der sekundären Hörrinde umgeben. Rhythmen werden eher von der linken Hirnhälfte verarbeitet, Tonhöhen und Klangfarben dagegen in der rechten.

5. Von den motorischen und sensorischen Arealen in der Großhirnrinde werden, z.B. bei Tanzen und Musizieren, die komplizierten Bewegungen gesteuert.

6. Der Frontallappen des Großhirns erkennt die logische Struktur von Musik, er ist für die Planung und das Verstehen von Musik zuständig. Hier ist allgemeines Wissen über die Musik gespeichert.

7. Für den privaten Musikgeschmack sind die darunterliegenden Bereiche zuständig. Bei angenehm empfundener Musik sind Teile der linken Hirnhälfte stärker aktiv, rechtsseitige Gebiete werden bei unangenehmer Musik aktiviert (www.gehirnlernen.de, o. J., o. S.).

Im Temporallappen (siehe Abb.3) liegen die Hörrinde sowie assoziative Areale wie z.B. für die Sprachverarbeitung und die Gedächtnisbildung.

Die primäre Hörrinde wird erst sichtbar (siehe Abb. 3 und 4), wenn der Temporallappen horizontal angeschnitten wird und in die Tiefe des Sulcus lateralis geblickt werden kann (siehe Abb.5). Die dort quer zu den anderen Gyri des

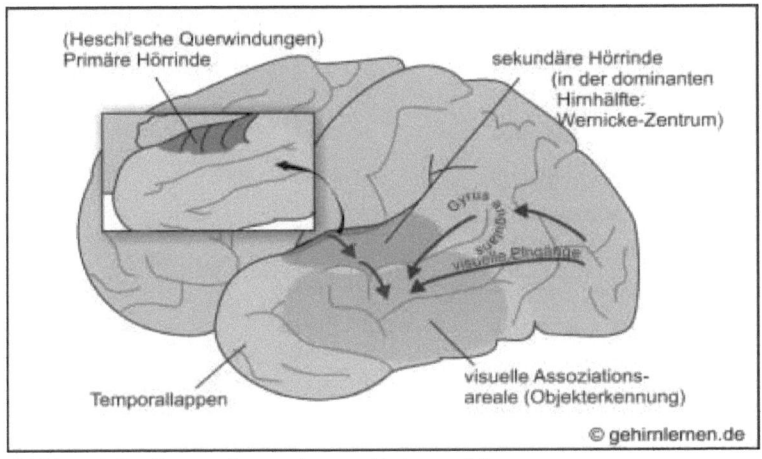

Abbildung 3: Der Temporallappen (www.gehirnlernen.de)
Große Darstellung zur Verdeutlichung im Anhang S. 3

Temporallappens verlaufenden Windungen, werden als Heschl'sche Querwindungen bezeichnet. Die primäre Hörrinde wird über unterschiedliche tonotopische Eingänge von der Hörbahn mit den Signalen versorgt. Jede Tonfrequenz hat ihren eigenen Eingangs- und Verarbeitungsort auf der Hörrinde (siehe Abb.4.)

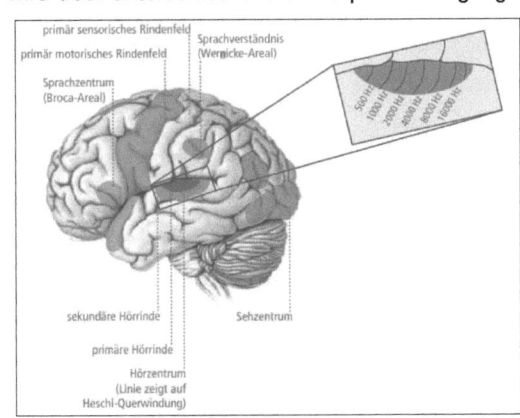

Abbildung 4: Primäre und sensorische Rindenfelder,
Altenmüller (www.publicationslist.org)
Große Darstellung zur Verdeutlichung im Anhang S. 5

12

Für eine interpretationsfreie Bewusstwerdung von auditorischen Impulsen, das bedeutet für einzelne Lautmuster und Laute unterschiedlicher Frequenz, ist die primäre Hörrinde verantwortlich. Zu einer sinnvollen Verknüpfung zu Geräuschen, Wörtern oder Melodien kommt es erst, nachdem diese Laute bzw. Lautmuster an die sekundäre Hörrinde weitergeleitet wurden. Die sekundäre Hörrinde gilt als ein Assozationscortex. Vergleichbar mit der sekundären Sehrinde, werden auch in der sekundären Hörrinde die vorverarbeiteten

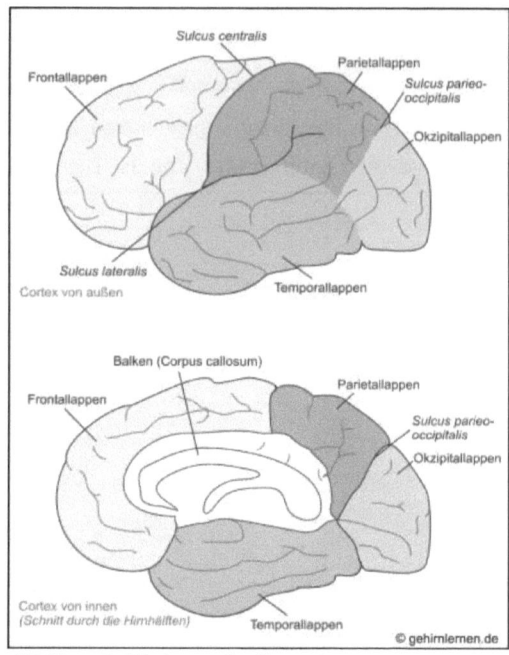

Abbildung 5: Gliederung des Neocortex, (www.gehirnlernen.de)
Große Darstellung zur Verdeutlichung im Anhang S. 4

Eindrücke aus den primären Arealen mit bereits bekannten Sinneseindrücken abgeglichen. Die sekundären Hörrinden der beiden Hirnhälften weisen interessanterweise immer unterschiedliche Funktionalitäten auf. Bei der Mehrheit der Menschen ist die linke Hirnhälfte die dominante, sie verarbeitet das Gehörte eher rational, was für die Sprachverarbeitung von sehr großer Bedeutung ist. Das sensorische Sprachzentrum, auch Wernicke-Zentrum genannt, in welchem das Sprachverständnis lokalisiert ist, befindet sich ebenfalls in der linken Hörrinde. Sinneseindrücke werden ganzheitlich in der nichtdominanten Hörrinde verarbeitet, eine Voraussetzung, welche für das Musikverständnis und die Empfindungen von Musik extrem wichtig ist. Eine Schlüsselstellung bei der Verknüpfung von Gehörtem und Gesehenem nimmt der Gyrus angularis ein, welcher sehr eng mit der sekundären Hörrinde verbunden ist (siehe Abb. 3) (www.gehirnlernen.de, o. J., o. S.).

4 Voraussetzungen auf der Intensivstation

Das Pflegepersonal und die zuständigen Ärzte müssen mit der musikalischen Unterstützung einverstanden sein und sollten sich damit arrangieren können. Der zeitliche Aufwand, von ca. 10 Minuten pro Anwendung, ist für das durchführende Personal gering. Auch der bei komatösen Patienten auszufüllende Musikanamnesebogen kann den Angehörigen zur Bearbeitung mit nach Hause gegeben und anschließend gemeinsam mit dem Pflegepersonal vervollständigt werden.

Um den gewünschten Effekt erreichen zu können, sollten allerdings einige Dinge berücksichtigt werden. So ist es wichtig, dass auf verschiedene Möglichkeiten zurückgegriffen werden kann, um das Angebot problemlos durchführen zu können.

4.1 Erforderliche Ausrüstung

Es ist nur wenig Material und Ausrüstung notwendig, um mit Musik auf der Station effektiv arbeiten zu können.

- Ein Informationsblatt für Angehörige, in dem erklärt wird, um was es bei der musikalischen Unterstützung geht und was diese bewirken kann.
- Ein Musikanamnesebogen ist besonders bei komatösen Patienten erforderlich.
- Eine Dokumentationsliste, in der die wichtigsten Ereignisse vermerkt werden können, so kann auch bei Personalwechsel dort weitergemacht werden, wo aufgehört wurde (Dauer, Musikrichtung, positive oder negative Reaktionen).
- Ein Radio mit FM-Tuner, CD-Player, USB-Port, SD-Kartensteckplatz evtl. Kassettendeck und mit der Möglichkeit einen Kopfhörer anschließen zu können.
- Over-Ear-Kopfhörer, welche den hygienischen Anforderungen entsprechen und problemlos gereinigt werden können.
- Eine Auswahl geeigneter klassischer Musik oder Entspannungsmusik.

4.2 Der geeignete Patient

Es gibt fast keinen Patienten, bei dem die musikalische Unterstützung nicht durchgeführt kann. Die Auswirkungen auf den einzelnen sind von Patient zu Patient unterschiedlich und werden durch verschiedene Faktoren beeinflusst. Bei einem wachen, ansprechbaren Patienten stellt sich nicht die Frage, ob er geeignet ist oder nicht. Er wird Ihnen mitteilen, ob er Musik hören möchte, oder ob er genug Musik gehört hat und lieber etwas Ruhe möchte. Bei Patienten im komatösen oder somnolenten Zustand erhalten wir kein so deutliches Feedback. Für diese Patienten möchte ich dennoch einige Punkte erwähnen, die berücksichtigt werden sollten, da im schlimmsten Fall die Anwendung auch kontraproduktiv wirken kann.

- Der Patient muss sich in einem stabilen Allgemeinzustand befinden, er darf nicht gestresst sein.
- Kann der Patient bei Missfallen der Musik den Kopf abwenden oder sich anderweitig bemerkbar machen?
- Zeigt der Patient Stressreaktionen (Anstieg von Herzfrequenz, Blutdruck oder Atemfrequenz, Unruhe, Abwenden von der Musik, Schwitzen)?

Der Patient darf nicht sediert sein. Sollte eine Sedierung des Patienten durch den Arzt angeordnet sein, so hat dies einen guten Grund. Diese Patienten dürfen unter keinen Umständen durch musikalische Reize stimuliert werden (Gustorff; Hannich, 2000, S. 141)

4.3 Störgeräusche und Optimierung der Geräuschkulisse

Wie bereits schon erwähnt, entstehen auf einer Intensivstation eine Vielzahl störender Geräusche. Beatmungsgeräusche, Alarme oder das Piepsen von Gerätschaften und der alltägliche Arbeitslärm sind nur wenige, die ihren Teil zu der Lärmkulisse beitragen. Es gibt verschiedenste Möglichkeiten, einige störende Geräusche ohne großen Aufwand zu eliminieren.

- Der Patient sollte in einem Einzel- oder Zweibettzimmer untergebracht sein, wo ein leises Schließen und Öffnen der Türe möglich ist.

- Alarme und Signale des Monitorings oder der Infusionstherapie sollten im besten Fall nur an einer zentralen Einheit außerhalb des Patientenzimmers wiedergegeben werden.

- Geräuschvolle Arbeiten werden wenn möglich außerhalb des Patientenzimmers erledigt.

- Auf das Schuhwerk des Personals muss geachtet werden, laute Absätze oder quietschende Sohlen sollten vermieden werden.

- Wird im Zimmer gesprochen, sollte dies ruhig und angenehm getan werden, Gespräche über den Patienten gilt es zu vermeiden. Im Zimmer sollte hauptsächlich mit dem Patienten gesprochen werden.

- Um den Patienten vom täglichen Stationsalltag akustisch zu schützen, sollte die Zimmertüre wenn möglich geschlossen sein.

Das wohl Schwierigste ist die eigene Disziplin, sich im Zimmer des Patienten ruhig zu verhalten. Sind wir es doch gewohnt, bei einer ausbleibenden Antwort unser Gesprochenes noch einmal etwas lauter zu wiederholen. Werden unsere Worte und Fragen immer lauter, wird das gesprochene Wort einem Befehlston immer ähnlicher und zeigt so auch eine ähnlich unangenehme Wirkung. Unsere Patienten sind in den meisten Fällen nicht taub, sondern nur vorübergehend stumm. Um dies zu vermeiden, sollte in normaler Unterhaltungslautstärke, langsam und deutlich mit dem Patienten gesprochen werden. Nun möchte ich nicht, dass jeder, der den Raum betritt, auf Zehenspitzen durch das Zimmer schleicht und nur noch flüstert. Vielmehr möchte ich jeden ermutigen, die von uns erzeugte Geräuschkulisse zu reflektieren, ob diese wirklich unumgänglich ist (Gustorff; Hannich, 2000, S. 137-139).

4.4 Geringer Kostenaufwand

Bei einem Radio muss mit ca. 150€ und für einen guten Kopfhörer mit ungefähr 100€ gerechnet werden. Für geeignete allgemeine klassische Musik sollten Sie ca. 100€ veranschlagen, da es auch wichtig ist, nicht immer die gleichen Lieder in Dauerschleife zu spielen. Die Kosten für die Kopfhörer können etwas reduziert werden, da viele Angehörige gerne einen von zu Hause mitbringen. Es sollten pro anwendender Station zwei Radios und mindestens ein Kopfhörer zur Verfügung stehen.

5 Umsetzung der Möglichkeiten

Es muss sichergestellt werden, dass der Anamnesebogen vollständig bzw. ausreichend ausgefüllt ist. Sollte sich der Patient gerade in einer Schlafphase befinden, muss das musikalische Angebot auf später verschoben werden. Mit einem Kollegen wird der Patienten so positioniert, dass er der Musik aufmerksam zuhören kann (Ohren frei, Rückenlage und die Gelenke wenn möglich in einer physiologischen Grundstellung). Jede mögliche Bewegung oder Regung des Patienten muss leicht zu erkennen sein. Bevor es losgeht, wird für die bestmögliche Stille gesorgt. So kann der Patient die gespielte Musik als etwas Besonderes wahrnehmen. Es ist zu gewährleisten, dass Alarme oder personelle Störungen so gering wie möglich sind. An die Zimmertür wird ein Schild gehängt, welches deutlich macht, dass nicht gestört werden darf. Um den Patienten intensiv beobachten zu können, muss bei den Anwendungen unbedingt dabei geblieben werden. Jegliche Reaktionen werden umgehend in der dafür bereitliegenden Liste dokumentiert. Sollte in irgendeiner Weise eine negative Reaktion, oder ein Missfallen der musikalischen Anwendung festgestellt werden, so muss die Anwendung umgehend gestoppt werden.

Eine Anwendung sollte nicht länger als ca. zehn Minuten dauern und mit einer genauso langen Nachtruhe abgeschlossen werden. Es sollten immer die gleichen Lieder in der gleichen Abfolge verwendet werden, so kann der Patient sich orientieren und auf das Kommende einstellen und besser darauf reagieren. Es ist von großem Vorteil, den gesamten Ablauf der Anwendung in der exakt gleichen Reihenfolge durchzuführen (Gustorff; Hannich, 2000, S.141-143).

5.1 Die Verwendung von Kopfhörern

Auf die Verwendung eines Kopfhörers sollte immer dann zurückgegriffen werden, wenn der Patient nicht im Einzelzimmer untergebracht ist, oder sich auf irgendeine Weise ein anderer Patient gestört fühlen könnte. Zu beachten ist, dass der Kopfhörer nur Patienten aufgesetzt wird, die diesen auch selbst abnehmen könnten. Bei komatösen Patienten muss der Kopfhörer auf das Kissen neben den Kopf gelegt werden.

5.1.1 Der wache Patient

Wenn der Patient die Möglichkeit hat, sich vor oder während der Anwendung zu äußern bzw. im schlimmsten Fall sein Missfallen zum Ausdruck zu bringen, sollte immer zum Aufsetzen des Kopfhörers geraten werden. Die Verwendung eines Kopfhörers bietet beim wachen Patienten doch einige entscheidende Vorteile.

- Der Patient wird zur Musikanwendung zusätzlich von vielleicht noch lärmenden Umgebungsgeräuschen abgeschirmt.
- Es wird die Möglichkeit gegeben, die Musik und das Klangerlebnis in Stereo zu genießen.
- Sollte der Patient keine Musik ausgewählt bzw. keine besonderen Vorstellungen haben, so dass für ihn die Auswahl getroffen werden muss, muss der Patient über die Auswahl und den Grund der Auswahl informiert werden.
- Das Musikangebot sollte mit einer Lautstärke, die leiser ist als Zimmerlaustärke, durchgeführt werden.
- Möchte der Patient lieber ein Radio laufen haben, muss dies gegebenenfalls mit seinem Bettnachbarn geklärt werden, ob dieser etwas dagegen hat.

5.1.2 Der komatöse Patient

Einem komatösen Patienten darf niemals ein Kopfhörer aufgesetzt werden. Sollte sich der Patient von der gespielten Musik gestört fühlen oder dadurch negative Gefühle geweckt werden, hätte er bei aufgesetzten Kopfhörern nicht die Möglichkeit den Kopf abzuwenden. Doch dies wäre die einzige Chance, sich von der Musik abzuwenden. Wenn ein Kopfhörer verwendet werden muss, wird dieser nur auf das Kopfkissen neben den Kopf gelegt, so wird dem Patienten die Chance gegeben, den Kopf abzuwenden. Sollte es nicht notwendig sein, einen Kopfhörer zu verwenden, kann ein Radio verwendet werden, das neben dem Bett auf Kopfhöhe abgestellt wird. Auch hier ist darauf zu achten, dass die Musik etwas leiser gespielt wird als Zimmerlautstärke.

5.2 Die Verwendung eines Radios

Das Radio kann immer dann genutzt werden, wenn der Patient im Einzelzimmer liegt. Hierbei besteht die Möglichkeit sowohl eine spezielle Musikauswahl abzuspielen, als auch eine von zu Hause alltäglich gewohnte Situation zu ermöglichen. So kann beispielsweise zur Frühstückszeit ein vom Patienten bevorzugter Radiosender im Hintergrund abgespielt werden. So hat er die Chance, Nachrichten zu hören und den Radiomoderatoren zu lauschen. Auf diese Weise erhält der Patient ein Stück Alltag und Verbindung zur Außenwelt zurück. Die meisten Patienten bringen ihre Freude darüber mit „endlich wieder etwas Normalität", oder „endlich mal wieder etwas von der Welt hören" zum Ausdruck.

6 Auswirkungen der Musik

Die „Kraft" der Musik wirkt sich auf alle, die sie hören, auf eine gewisse Weise aus. Sie ruft die verschiedensten positiven, aber auch negativen Gefühle hervor. Da eine Vielzahl an Gefühlen ausgelöst werden kann, möchte ich mich auf die wichtigsten in der folgenden tabluren Aufzählung beschränken.

Tabelle 1: positive und negative Gefühle

positive Gefühle	negative Gefühle
fröhlich	aggressiv
unbeschwert	alarmiert
selig	angespannt
optimistisch	ängstlich
mutig	besorgt
lebendig	beunruhigt
ausgeglichen	deprimiert
beschwingt	traurig

Durch die möglichen weitreichenden Auswirkungen ist es sehr wichtig, die Musik vor der Anwendung sehr sorgfältig auszuwählen und nur unter genauer Beobachtung anzuwenden. Sollte festgestellt werden, dass ein Patient auch nur in irgendeiner Weise negativ auf die Musikanwendung reagiert, muss die Anwendung sofort beendet werden. Wie sich die Musik positiv auf die einzelnen Personengruppen auswirken kann, möchte ich im Folgendem kurz beschreiben.

6.1 Positive Auswirkungen auf den Patienten

In einem Zeitraum von 01.05.2012 bis 25.03.2013 führten Gabriele Voit und Hans-Joachim Trappe eine kontrollierte Studie über den Einfluss unterschiedlicher Musikstile auf das Herz-Kreislauf-System durch. In dieser Studie wurden die Auswirkungen von Musikstücken von Wolfgang Amadeus Mozart, Johann Strauss und Abba untersucht. Sie stellten fest, dass gerade mit den klassischen Musikstücken deutliche Änderungen von Blutdruck, Herzfrequenz und dem Cortisolspiegel im Blut zu vermerken war.

Der Blutdruck konnte durch den Einfluss der klassischen Stücke sowohl systolisch wie auch diastolisch gesenkt werden. Die Herzfrequenz und der Cortisolspiegel im Serum konnten deutlich gesenkt werden (Trappe; Voit, 2016, o. S.).

Musik wirkt sich nicht nur auf die Vitalwerte aus, sondern hat noch viel weitreichendere Wirkungen. Zum Beispiel können Angstzustände vermindert, Gefühle reguliert, Dopamin ausgeschüttet (Belohnungssystem des Gehirns) werden. Musik hilft dabei, Gefühle entstehen zu lassen, die mit dem Gehirn kommunizieren. So können wir mit Stress besser umgehen. Bei einer Vielzahl chemischer Botenstoffe, welche im Gehirn wirken, kann Musik zur Regulierung der verschiedenen Hormone beitragen. Dazu gehören Dopamin, Cortisol, Serotonin, Oxytocin, Endorphin und Testosteron (Devon, 2016, o. S.).

- Dopamin: Eine vermehrte Ausschüttung von Dopamin verstärkt das Empfinden von Glück, Freude und Zuversicht (www.pflegewiki.de, o. J., o. S.).
- Cortisol: In Stresssituationen steigt der Cortisolspiegel in unserem Körper. Musik kann uns helfen diesen Wert zu senken und wirkt somit auch den unangenehmen Folgen von Stress entgegen (www.pflegewiki.de, o. J., o. S.).
- Serotonin: Eine Erhöhung des Serotoninspiegels wirkt sich auf verschiedene Weise aus, die Darmperistaltik wird angeregt, wirkt in der Skelettmuskulatur gefäßdilatativ, wirkt antidepressiv außerdem soll das Wohlbefinden gesteigert werden und ein Gefühl der Zufriedenheit bewirken. Serotonin wird populär als „Glückhormon" bezeichnet (www.pflegewiki.de, o. J., o. S.).
- Oxytocin: Das sogenannte „Kuschelhormon" beruhigt, hat eine angstlösende Wirkung und baut Stress ab (www.pharmazeutische-zeitung.de, 2011, o. S.).
- Endorphin: Wird ebenfalls als Glückshormon bezeichnet und erzeugt ein wohliges Gefühl (Altenmüller, o. J., o. S.).
- Testosteron: Der Testosteronspiegel wird bei Männern gesenkt und diese werden somit ruhiger und entspannter (Bleyer, 2015, o. S.).

Zur Veranschaulichung der positiven Auswirkungen von Musik auf den Patienten möchte ich als Nebenaspekt ein Fallbeispiel aus der Musiktherapie schildern:

Eine Arbeit der Musiktherapeutin Frau Dr. Dagmar Gustorff. Vor Musiktherapiebeginn erfolgte die Musikanamnese und Gespräche mit den Angehörigen über das soziale und emotionale Umfeld des Patienten. Eine Therapiesitzung erstreckte sich nur von 3 bis 8 Minuten. Anders als bei der normalen Musiktherapie muss bei komatösen Intensivpatienten anders vorgegangen werden. Als Orientierung diente hier der Atemrhythmus des Patienten (Keller, 1999, S. 82).

„Ein 52jähriger selbständiger Geschäftsmann, Vater von zwei erwachsenen Töchtern, erwachte nach einer orthotopen Herztransplantation für eine kurze Zeit, war ansprechbar, trübte aber dann ein und wurde komatös. Es wurde der Verdacht auf hypoxischen Hirnschaden geäußert. Der Haushalt des Patienten wurde von der Ehefrau als amusisch bezeichnet. Die Musiktherapie wurde aufgenommen als sich der Patient schon 30 Tage auf der Intensivstation mit gleichbleibender schlechter Vigilanz befand.

Anhand der Videoaufnahmen konnte man deutlich beobachten wie der Geschäftsmann von Therapieeinheit zu Therapieeinheit wacher wurde. Frau Dr. Gustorff sang zu seinem anfänglich noch kontrolliert-assistierten Atemrhythmus ein kirchlich angelehntes Motiv, welches sich durch die ganzen folgenden Therapieeinheiten zog. Schon in der ersten Therapieeinheit hatte man das Gefühl, dass der Patient leicht den Kopf zu der Singenden hinneigte. In der 5. Sitzung öffnete der Geschäftsmann spontan die Augen, fixierte aber noch nicht. (Bis zu diesem Zeitpunkt hatte er noch nie - auch nach den üblichen Aufforderungen der Ärzte und des Pflegeteams hin - die Augen geöffnet.) In der 7. Begegnung nahm er Blickkontakt mit Frau Dr. Gustorff auf und bewegte seine rechte Hand zur Singenden. (Bis dahin wirkte der Patient weiterhin bei den Visiten tief komatös). In der 8. Therapieeinheit nickte der Patient bei Verabschiedung der Therapeutin zu. Den linken Arm bewegte er in der 10. Sitzung erstmals. Hier nahm er auch gezielten Blickkontakt durch bewusstes Drehen des Kopfes zu Frau Dr. Gustorff auf. In der 12. Therapieeinheit beteiligte sich der Patient zeitweise aktiv an der Therapie, indem er den Gesang mit dem linken Arm kurz, aber erkennbar dirigierte. 20 Tage nach

Aufnahme der Therapie, in der 13. und letzten Sitzung, konnte der Geschäftsmann in einen Sessel mobilisiert werden. Der Patient zupfte auf einem Seiteninstrument zu den Improvisationen der Therapeutin. Der Patient konnte später wieder seinen Beruf aufnehmen [14].

Bei einer späteren Befragung durch den Klinikpsychologen berichtete der Geschäftsmann folgendes über seine Empfindungen und Eindrücke während seines Intensivaufenthaltes:

„Er habe in der Zeit der Bewusstseinstrübung die Intensivstation als in höchstem Maße bedrohlich erlebt. Er selbst habe das Gefühl gehabt, er befände sich auf einem Schlachtfeld und müsse sich totstellen, um nicht von „umhermarodierenden Rittern", - damit ist das Behandlungspersonal gemeint – getötet zu werden. In seiner Verkennung der Situation deutete er die rote Blutdruckmanschette über dem Krankenbett als Feuerlöscher, das Hämofiltrationsgerät als Bombe, die ständig zu explodieren drohe. Die Kontaktaufnahme durch die Musiktherapeutin, ihre persönliche Ansprache bedeuteten für ihn, so die Worte des Patienten, „neues Leben" Er erkennt, daß er „nicht mehr umgebracht, sondern am Leben erhalten werden" soll. Die bedrohliche und qualvoll erlebte Stimmung der Selbstaufgabe löst sich auf, der Patient, so seine Einschätzung, entscheidet sich für das Leben."

Darüber hinaus gab der Geschäftsmann an, bei Personen, die in laut und formelhaft ansprachen, das Gefühl gehabt zu haben, daß diese sich seiner bemächtigen wollten. Während der 1. Musiktherapie-Sitzung erkannte der Geschäftsmann die Melodie nicht als von einer menschlichen Stimme hervorgebracht. Er dachte, sie sei von einer Schalmei (mittelalterliches Blasinstrument) gespielt worden. Die Musik sei wunderschön gewesen [14]." (Keller, 1999, S. 87-88).

6.2 Auswirkungen auf Angehörige

Wird die Musik nicht über einen Kopfhörer sondern über ein Radio abgespielt (etwas leiser als Zimmerlautstärke), so wirkt sich die gespielte Musik auch auf die Angehörigen des Patienten aus, da jeder, den der Klang der Musik erreicht, unbewusst und ungewollt emotional auf das Gehörte reagiert. So entstehen beispielsweise auch beim Lebenspartner, den Kindern oder den Eltern gewisse Empfindungen und Gefühle. In diesem Fall sollte man auf einen vom Patienten bevorzugten Radiosender (wird vom Patienten auch zu Hause in alltäglichen Situationen gehört) zurückgreifen.

Der Angehörige findet sich emotional ein Stück weit in einer „gewohnten" Situation wieder: -Das morgendliche Frühstück, -bestimmte Situationen, in denen der Patient sich Musik angehört hat. Dies hat auch auf den Angehörigen eine beruhigende Wirkung und schafft etwas „gewohnte" Sicherheit. Außerdem wird dem Angehörigen gezeigt, dass auf sämtliche Möglichkeiten zurückgegriffen wird, um die schnellstmögliche Genesung herbeizuführen. Dies beruhigt den Angehörigen und dieser zeigt wiederum dem Patienten gegenüber ein ruhigeres, positiveres Verhalten.

6.3 Auswirkungen auf das Personal

Auch dem Personal sollte die Möglichkeit gegeben werden, Musik zu hören, da in verschiedensten Studien erwiesen wurde, dass sich das „Musikhören" positiv auf das das Gemüt und somit auch auf das Arbeitsverhalten des Personals auswirkt. Allerdings gibt es dabei ein paar wichtige Faktoren zu beachten:

- Patient: Wird durch die Musik evtl. ein Patient gestört?
- Angehörige: Kann die Musik störend, taktlos oder gar unverschämt auf Angehörige wirken?
- Kollegen: Ist ein Kollege da, welcher evtl. gar keine Musik hören möchte?

Da es sich in den meisten Fällen um ein breites Musikspektrum handeln würde, sollte aus Rücksicht auf das ganze Stationspersonal, auf einen für alle akzeptablen gängigen Radiosender zurückgegriffen werden. Hier wird meist für jeden etwas gespielt!

Wenn auch das Personal von der gespielten Musik positiv angesprochen wird, zeigen sich folgende positive Effekte:

- *es arbeitet konzentrierter, strukturierter, effektiver und produktiver*
- *es arbeitet ausdauernder und motivierter*
- *es ist einfühlsamer und ausgeglichener*

- *es zeigt deutlich weniger Stress und ist glücklicher (In einer Studie konnte Claudius Conrad vom Massachusetts General Hospital zeigen, dass Musik Stress reduziert)(Mai, 2016, o. S.).*

6.4 Nebenaspekt: Intraoperative Anwendung

Wie bereits dargelegt, befassen sich viele Studien mit Musik als analgetische (schmerzlindernde) und anxiolytische (Angst- und Spannungszustände dämpfende) Komponente in der Medizin. Der Doktorand Julian Oliver Fürmetz führte eine Studie durch, in der 40 Menschen entweder einer Musikgruppe oder Kontrollgruppe zugeteilt wurden. In der Kontrollgruppe wurde Meeresrauschen als Hörstimulus angeboten. In beiden Gruppen wurde bereits zwei Stunden vor und während der gesamten Operation mit dem Hörangebot begonnen. (Fürmetz, 2011, S.II).

In unterschiedlichen Situationen wurde die Wirkung von Musik auf den Menschen untersucht. Dass Musik subjektiv erfahrenen Stress positiv beeinflussen kann, konnte mehrfach gezeigt werden. Stressmindernde Effekte wurden auch prä-, intra- und postoperativ nachgewiesen. Das Hören von Musik wirkt sich allerdings nicht nur auf das Stressniveau aus, es konnte auch ein geringerer Sedativabedarf verzeichnet werden. Die Ergebnisse zeigen, dass Musik den Cortisolspiegel reduziert. Das verminderte Stressniveau ist auch für den signifikant geringeren Propofolverbrauch verantwortlich (Fürmetz, 2011, S.66-67).

„Schlussfolgerung: Die Ergebnisse dieser Studie zeigen, dass Musik während einer Operation in Spinalanästhesie den Sedativaverbrauch senken und zur Verringerung des Stressniveaus gemessen an den Cortisolwerten beitragen kann. Der Einsatz von Musik in bestimmten klinischen Situationen zur Stressreduktion erscheint deshalb sinnvoll." (Fürmetz, 2011, S.66-67)

7 Fazit

Es ist wichtig zu erwähnen, dass es sich bei der Anwendung durch Musik nicht um eine „Wunderwaffe" handelt oder dadurch alle Probleme, bezüglich des Gesundheitszustandes des Patienten, gelöst werden können. Ebenfalls funktioniert es auch nicht, die Anwendung von schulmedizinischem Prozedere oder pharmakologischen Behandlungen durch eine positive Wirkung aufgrund musikalischer Angebote zu beenden oder durch diese zu ersetzen. Das musikalische Angebot muss unbedingt nur als Unterstützung zur schulmedizinischen Therapie betrachtet werden. Sie kann die medizinischen Erfolge begünstigen und erleichtern, nicht aber ersetzen.

So erhalten unsere Patienten eine Möglichkeit, sich an schönere Ereignisse zu erinnern, Stress abzubauen, positive Gefühle hervorzurufen oder aber sich einfach nur besser zu fühlen.

„Die Musik hat eine wunderbare Kraft, in einer unbestimmten Art und Weise die starken Gemütserregungen in uns wieder wach zu rufen, welche vor längst vergangenen Zeiten gefühlt wurden."

Charles Darwin

(1809 - 1882), englischer Naturforscher, begründete die als Darwinismus bekannte Abstammungslehre

8 Hoffnung für die Zukunft

Während meines Einsatzes auf der internistischen und operativen Intensivstation konnte ich feststellen, dass es für unsere Patienten bei der leider zu oft stattfindenden Geräuschkulisse, nur sehr schwer möglich ist, sich auf sich und seine Heilung bzw. Genesung zu konzentrieren. Über den Zeitraum der Recherchen für diese Facharbeit hinweg, habe ich sehr viel über Musik und seine Auswirkungen auf den Patienten im Allgemeinen gelesen. Dabei stellte ich fest, dass immer mehr Studien zeigen, wie sich das Hören von Musik positiv auf uns Menschen auswirkt.

In der Hoffnung, dass diese Möglichkeiten bzw. diese Anwendung auf den Stationen umgesetzt werden, habe ich einen Musikanamnesebogen für Angehörige erstellt. Mit diesem Instrument kann sich das Personal im Vorfeld ein Bild von den musikalischen Vorlieben und Gewohnheiten des Patienten machen. Für den seltenen Fall, wo nichts über die musikalischen Vorlieben des Patienten in Erfahrung gebracht werden kann, habe ich eine Liste mit ausgewählten klassischen Musikstücken im Anhang beigefügt. Ich würde mich sehr freuen, mit diesem Werkzeug einen „Stein ins Rollen" zu bringen und hoffe, dass meine Arbeit aktiv dazu beitragen kann, dem ganzen Personal, welches den Patienten betreut, den Angehörigen, und vor allem den Patienten, egal ob auf Intensivstation oder im OP, den Arbeitsalltag bzw. Krankenhausaufenthalt etwas leichter und erträglich machen zu können.

9 Literaturverzeichnis

Bücher:

Gustorff D.; Hannich H.-J., (2000): Jenseits des Wortes : Musiktherapie mit komatösen Patienten auf der Intensivstation, 1. Auflage. Bern, Verlag Hans Huber

Keller C., Musik auf Intensivstation. In: Neander K.-D. (Hrsg.) (1999), Musik und Pflege, 1. Auflage. München, Verlag Urban & Fischer

Internet:

v. Schnifis L. (1682): Mirantisches Flötlein, https://books.google.de/books?id=p-g2AQAAIAAJ&pg=PA2&lpg=PA2&dq=von+schnifis+mirantisches+fl%C3%B6tlein&source=bl&ots=LxhU7GGIFu&sig=Ld0ehgZkI5HCjgV3WX09ag8q0gA&hl=de&sa=X&ved=0ahUKEwiDh9yc_KrNAhWBEhQKHaYpBpQQ6AEIIjAB#v=onepage&q=von%20schnifis%20mirantisches%20fl%C3%B6tlein&f=false (aufgerufen 07.06.2016)

N. N., (2014): Was Musik alles bewirken kann, http://www.rp-online.de/leben/gesundheit/medizin/was-musik-alles-bewirken-kann-aid-1.3928505 (aufgerufen 10.06.2016)

N. N., (o. J.): Geschichte der Musik, http://www.was-war-wann.de/geschichte/musik.html (aufgerufen 10.06.2016)

Thuleen N., (o. J.): Deutsche Musikgeschichte in Epochen mit Beispielen, http://www.nthuleen.com/teach/culture/klassik.html (aufgerufen 09.06.2016)

Deutsche Musiktherapeutische Gesellschaft Berlin (2014): Geschichte der Musiktherapie, http://www.musiktherapie.de/fileadmin/user_upload/medien/pdf/Geschichte_Musikt herapie.pdf (aufgerufen 11.06.2016)

Trappe H.-J.; Voit G., (2016): The cardiovascular effect of musical genres—a randomized controlled study on the effect of compositions by W. A. Mozart, J. Strauss, and ABBA. Dtsch Arztebl Int 2016; 113: 347–52. DOI: 10.3238/arztebl.2016.0347, https://www.aerzteblatt.de/archiv/179297/Einfluss-unterschiedlicher-Musikstile-auf-das-Herz-Kreislauf-System (aufgerufen 15.06.2016)

Altenmüller E., (2009): Musik hören – Musik entsteht im Kopf, http://publicationslist.org/data/eckart.altenmueller/ref-168/Altenmueller_Zeitwissen.pdf (aufgerufen 10.06.2016)

N. N., (o. J.): Die Großhirnrinde – Neo- und Isocortex, http://www.gehirnlernen.de/gehirn/das-gro%C3%9Fhirn/die-gro%C3%9Fhirnrinde-neo-oder-isocortex/ (aufgerufen 10.06.2016)

Devon L. J., (2016): Musik ist gut für die Gesundheit und lindert Schmerzen, http://info.kopp-verlag.de/medizin-und-gesundheit/gesundes-leben/l-j-devon/musik-ist-gut-fuer-die-gesundheit-und-lindert-schmerzen.html (aufgerufen am 08.06.2016)

N. N., (o. J.): Dopamin, http://www.pflegewiki.de/wiki/Dopamin (aufgerufen 11.06.2016)

N. N., (o. J.): Cortison, http://www.pflegewiki.de/wiki/Cortison (aufgerufen 11.06.2016)

N. N., (o. J.): Serotonin, http://www.pflegewiki.de/wiki/Serotonin (aufgerufen 11.06.2016)

N. N., (2011): Kuschelhormon Oxytocin, http://www.pharmazeutische-zeitung.de/index.php?id=36679 (aufgerufen 11.06.2016)

Altenmüller E., (2013): Musik und das Gehirn, (https://www.tk.de/tk/musik-und-gesundheit/lesereihe-musik/eckart-altenmueller/491544 (aufgerufen 12.06.2016)

Bleyer C., (2015): Die unfassbare Wirkung von Musik auf den Körper, http://www.stronggeneration.com/die-unfassbare-wirkung-von-musik-auf-den-koerper/ (aufgerufen 11.06.2016)

Mai J., (2016): Hintergrundmusik: Wann macht sie produktiver?, http://karrierebibel.de/hintergrundmusik/ (aufgerufen 08.06.2016)

Fürmetz O. J. V., (2012): Einfluss von Musik auf Stressparameter und Anästhetikabedarf während Spinalanästhesie, http://nbn-resolving.de/urn:nbn:de:bsz:15-qucosa-83334 (aufgerufen 12.06.2016)

Darwin C., (o. J.):
https://www.aphorismen.de/suche?f_thema=Musik%2C+Gesang, (aufgerufen 15.06.2016)

Abbildungen:

Abbildung 1 und 4:
Altenmüller E., (2009): Musik hören – Musik entsteht im Kopf, http://publicationslist.org/data/eckart.altenmueller/ref-168/Altenmueller_Zeitwissen.pdf (aufgerufen 10.06.2016)

Abbildung 2:
N. N., (2003): Die Musik-Formel,
http://129.143.224.105/Verschiedenes/Musikp%E4dagogik/Spiegel/spiegel.htm
(aufgerufen 10.06.2016)

Abbildung 3 und 5:
N. N., (o. J.) Die Großhirnrinde – Neo. oder Isocortex,
http://www.gehirnlernen.de/s/cc_images/cache_2420751116.png?t=1321441740
(aufgerufen 10.06.2016)

10 Anhang

- Abbildung 1: Das menschliche Gehör
- Abbildung 2: Klangwelten im Kopf
- Abbildung 3: Der Temporallappen
- Abbildung 4: Primäre und sensorische Rindenfelder
- Abbildung 5: Gliederung des Neocortex
- Ausgesuchte klassische Musikauswahl
- Informationszettel
- Musikanamnesebogen

Abbildung 1: Das menschliche Gehör

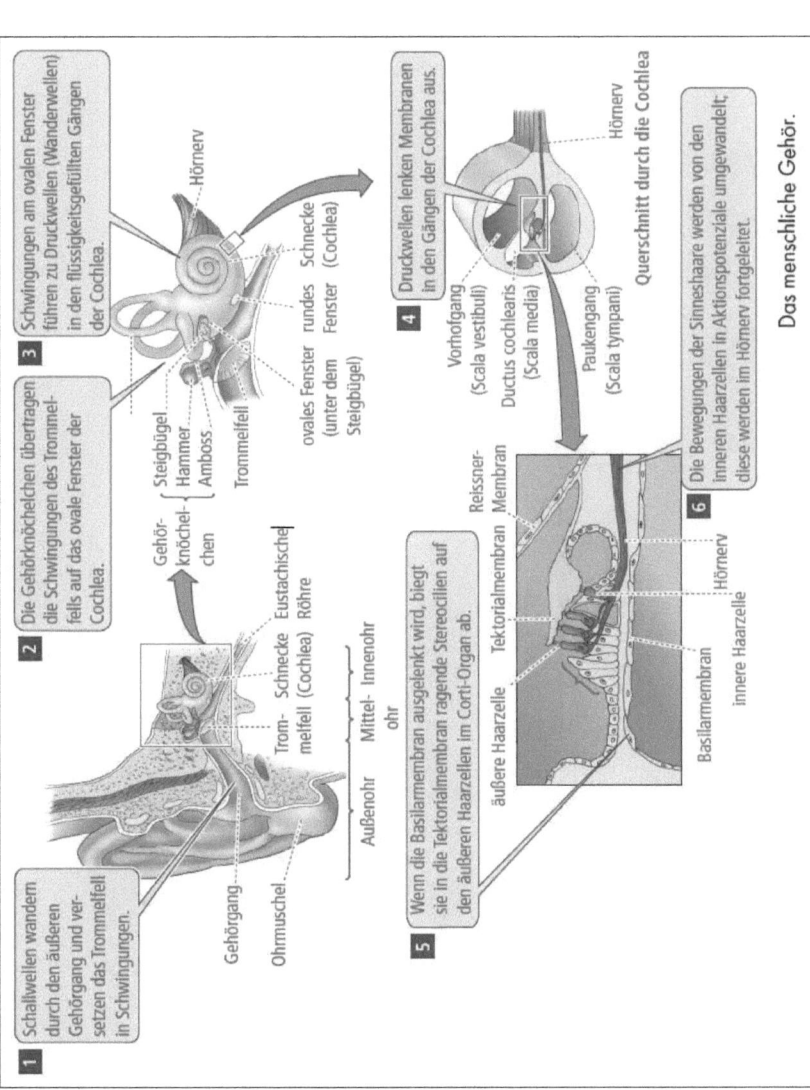

1 Schallwellen wandern durch den äußeren Gehörgang und versetzen das Trommelfell in Schwingungen.

2 Die Gehörknöchelchen übertragen die Schwingungen des Trommelfells auf das ovale Fenster der Cochlea.

3 Schwingungen am ovalen Fenster führen zu Druckwellen (Wanderwellen) in den flüssigkeitsgefüllten Gängen der Cochlea.

4 Druckwellen lenken Membranen in den Gängen der Cochlea aus.

5 Wenn die Basilarmembran ausgelenkt wird, biegt sie in die Tektorialmembran ragende Stereocilien auf den äußeren Haarzellen im Corti-Organ ab.

6 Die Bewegungen der Sinneshaare werden von den inneren Haarzellen in Aktionspotenziale umgewandelt; diese werden im Hörnerv fortgeleitet.

Ohrmuschel

Gehörgang

Trom- Schnecke Innenohr
melfell (Cochlea)
Mittel-
ohr
Außenohr

Eustachische
Röhre

Gehör-
knöchel- {
chen

Steigbügel
Hammer
Amboss

Trommelfell

Hörnerv

Schnecke
(Cochlea)

ovales Fenster
(unter dem
Steigbügel)

rundes
Fenster

Vorhofgang
(Scala vestibuli)

Ductus cochlearis
(Scala media)

Paukengang
(Scala tympani)

Hörnerv

Querschnitt durch die Cochlea

Reissner-
Membran

Tektorialmembran

äußere Haarzelle

Basilarmembran

innere Haarzelle

Hörnerv

Das menschliche Gehör.

Abbildung 1: Das menschliche Gehör, Altenmüller, (www.publicationslist.org)
Im Fließtext mit Beschreibung auf S. 10

Abbildung 2: Klangwelten im Kopf

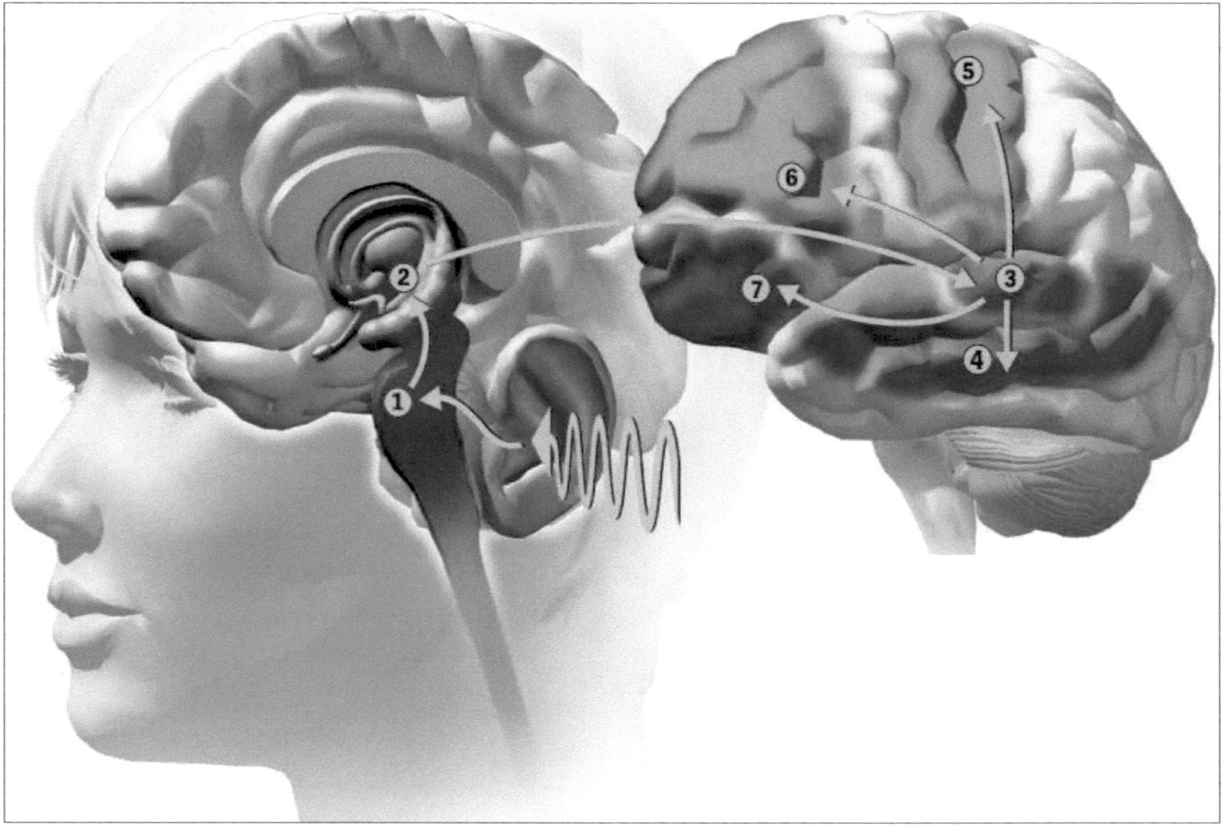

Abbildung 2: Klangwelten im Kopf , Altwein http://129.143.224.105/Verschiedenes/Musikp%E4dagogik/Spiegel/spiegel.htm
Im Fließtext mit Beschreibung auf S. 11

Abbildung 3: Der Temporallappen

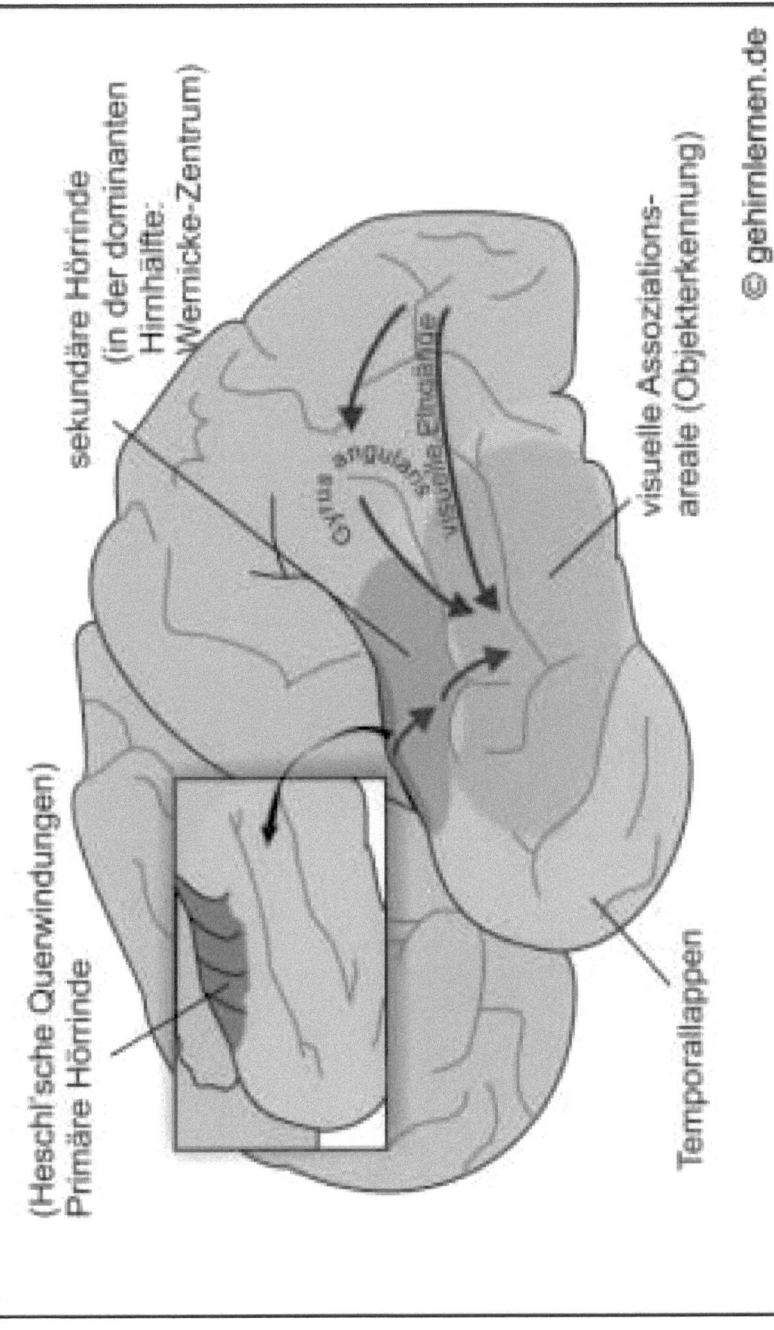

Abbildung 3: Der Temporallappen (www.gehirnlernen.de)
Im Fließtext mit Beschreibung auf S. 12

Abbildung 4: Primäre und sensorische Rindenfelder

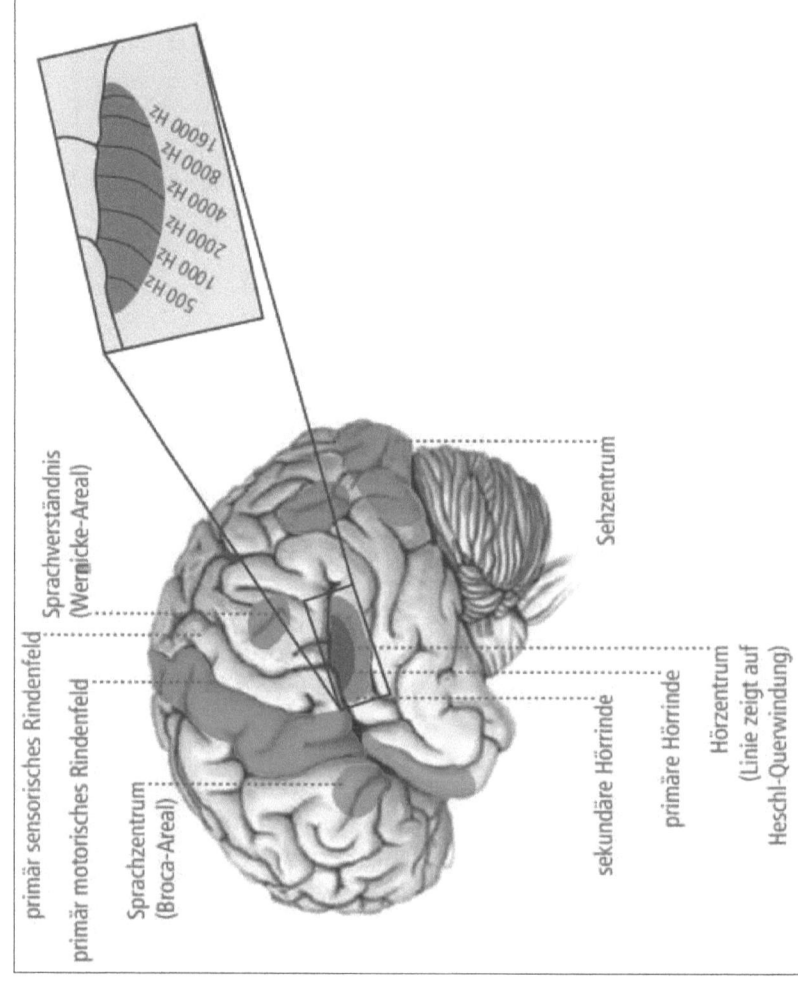

Abbildung 4: Primäre und sensorische Rindenfelder, Altenmüller (www.publicationslist.org)
Im Fließtext mit Beschriftung auf S. 12

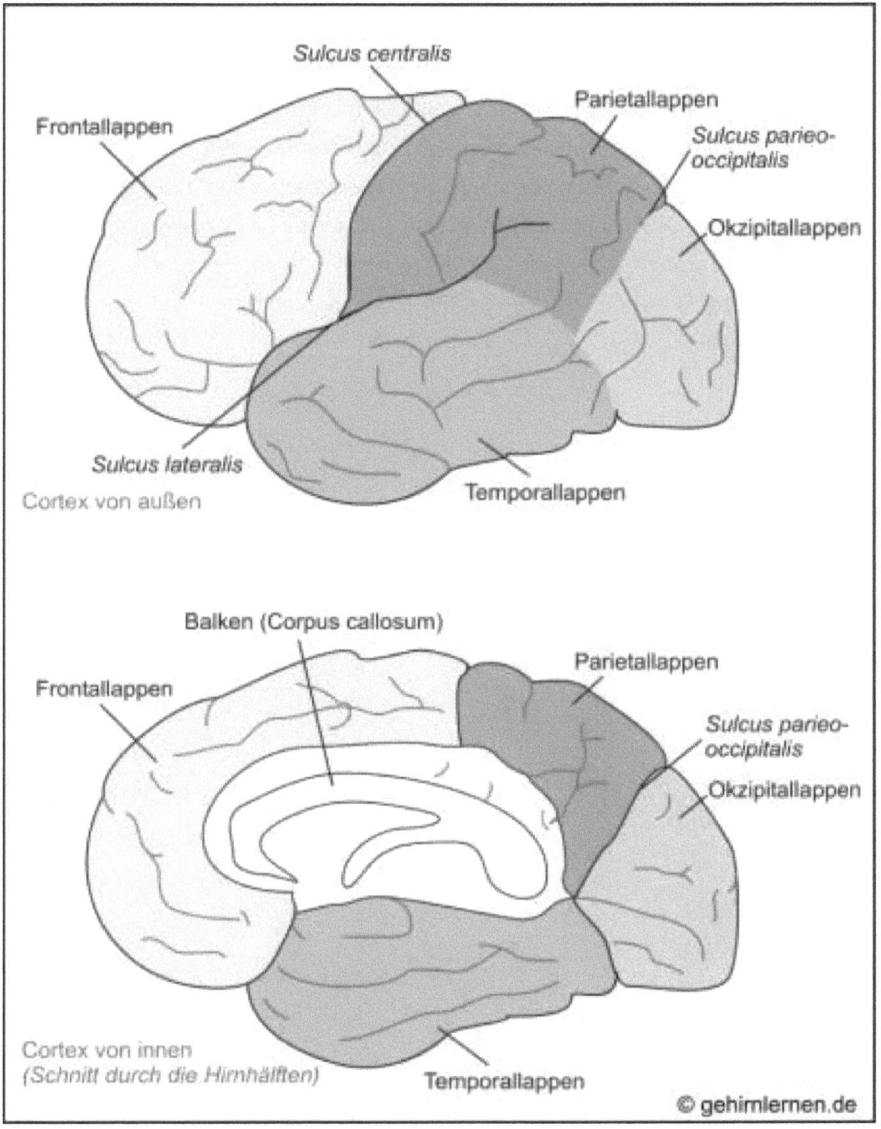

Abbildung 5: Gliederung des Neocortex (www.gehirnlernen.de)
Im Fließtext mit Beschreibung auf S. 13

Musikauswahl

Klassik begeistert sehr viele Menschen und vermittelt auch sehr viele Emotionen.
Diese Eigenschaften können wir uns zunutze machen und verwenden einige ausgewählte Titel zur therapeutischen Unterstützung des Patienten.
Auf klassische Musik wird immer dann zurückgegriffen, wenn die bevorzugten Vorlieben für Musik unbekannt sind. Da es sehr schwierig ist eine geeignete Auswahl zu treffen, habe ich mich auf die Suche begeben und meiner Recherche eine Auswahl an geeigneten Titeln verschiedenster Komponisten und Interpreten zusammengestellt.

Von Ludovico Einaudi:
- Questa Notte
- Giorni
- Una Mattina
- Ora
- Resta Con Me
- Leo
- A Fuoco
- Dolge Droga
- Dietro Casa
- Come un Fiore
- DANN
- Nuvole Nere
- Queste Volta
- Nuvole Biance
- Ancora

Von Wolfgang Amadeus Mozart:
- Larghetto aus dem Klarinetten-Quintett KV 581
- Larghetto aus ES-Dur-Quintett für Klavier KV 452
- Quintett für Harmonika, Flöte, Bratsche und Oboe, KV 617

Von Johann Sebastian Bach:

- Konzert für Cembalo, Largo solo Nr. 5, G-Dur
- Flötenkonzert in a-Moll, Largo, BWV 1056

Von Georg Friedrich Händel:

- Konzert Nr. 3, D-Dur, Largo

Von Antonio Vivaldi

- Vier Jahreszeiten: Winter (Largo)

Außerdem geeignet:

- Duetto, aus Perlenfischerin
- Arie der Cherubin, aus Figaros Hochzeit
- Slawischer Tanz 10, op. 72
- Morgenstimmung, aus Peer Gynt
- Tanz der Stunden, aus La Gioconda
- Allegro, aus den 4 Jahreszeiten
- Präludium nr.1, bwv 846
- Menuett, op. 13 nr. 5
- Largo, aus Gittarenkonzert D-Dur
- De Moldau, aus mein Vaterland

Es gibt noch sehr viel mehr Stücke welche geeignet sind.

Bei der Auswahl der Titel ist darauf zu achten, welches Gefühl, aber noch viel wichtiger, welche Stimmung der ausgewählte Titel transportiert. Zum Beispiel sollten sie nach folgenden Gefühlsvermittlungen suchen: *fröhlich, unbeschwert, Zuversicht, optimistisch, mutig, ausgeglichen, beschwingt, verträumt usw......*

Wenn Sie weitere Musikstücke aussuchen wollen, müssen Sie unbedingt darauf achten, welches Gefühl und welche Emotion das Lied transportiert bzw. vermittelt.

Musikanwendung auf der Intensivstation

Sehr geehrte Angehörige

Mein Name ist Jürgen Kredler, im Februar 2017 habe ich meine Weiterbildung zur Fachpflegekraft für Intensivpflege und Anästhesie mit Erfolg abgeschlossen. Während meines Einsatzes auf der internistischen aber auch der operativen Intensivstation und im Rahmen meiner Facharbeit mit dem Titel „Musik – positive Wirkung auf den Intensivpatienten" habe ich herausgefunden, dass immer mehr Studien zeigen, wie sich das Hören von Musik positiv auf uns Menschen auswirkt. Diese Möglichkeit und diese Wirkungen möchten wir auch bei der Genesung Ihres Angehörigen nutzen.

Deshalb hier eine kurze Erklärung:
Bei der Anwendung durch Musik wurden folgende Reaktionen beobachtet und belegt. Spielt eine schöne Melodie die uns fesselt, emotional berührt, werden die verschiedensten Gefühle wie z.B. Erregung, Trauer, Glück und Fröhlichkeit in uns geweckt. Diese Emotionen sind dafür verantwortlich, dass in unserem Körper komplexe Abläufe aktiviert werden und eine Reihe von körperlichen Reaktionen stattfinden. So wird die Atem- und Körperwahrnehmung beeinflusst, wir entspannen uns, das Schmerzempfinden wird reduziert, Selbstheilungskräfte werden aktiviert, unsere Laune wird besser, wir können unangenehme Geräusche besser ausblenden und organische Störungen die psychisch bedingt sind, werden reduziert.
Dies ist nur ein kleiner Teil der komplexen Abläufe, welche der schöne Klang eines Liedes in uns auslösen kann.

Um diese Möglichkeiten durch Musik anbieten zu können, benötigen wir allerdings noch einige Informationen über die Musikgewohnheiten von Ihrem Angehörigen. Füllen Sie dazu bitte die Musikanamnese auf der zweiten Seite aus.

Ihr Angehöriger und ich danken Ihnen für Ihre Unterstützung

Jürgen Kredler

MUSIKANAMNESEBOGEN:

ALLGEMEINE INFORMATIONEN

Name des Patienten/in:... Alter:...........

Persönliche Anrede oder Spitznamen:...

Familienstand:..................... Hat sie/er Kinder?...

Welchen Beruf hat sie/er ausgeübt, wann ist er/sie in der Regel dafür aufgestanden?
....

Welche Hobbys hat sie/er?
....
....

Welche Personen sind ihr/ihm wichtig?
....

Gibt es ein wichtiges Ereignis aus letzter Zeit, dass Ihren Angehörigen immer noch beschäftigt?
....

Spielt der Glaube(Religion) in ihrem/seinem Leben eine wichtige Rolle?
....

Ist sie/er ein ängstlicher Mensch?
....

Welches Verhalten zeigt sie/er bei Angst /Kriesensituationen?
....

Wenn er/sie sich krank fühlt:

O braucht sie/er viel Zuwendung   O möchte sie/er in Ruhe gelassen werden

HÖREN

Wie gut kann er/sie hören?

O gut

O schwerhörig: O rechts   O links

O taub: O rechts   O links

O Hörgerät: O rechts   O links

Hört sie/er gerne Radio?

O ja   O nein

Wenn ja, welche (z.B. Radiosender) zu welcher Zeit?

....Zeit?..............

....Zeit?..............

....Zeit?..............

Hat sie/er eine bevorzugte Musikrichtung (Genre)?

O ja   O nein

Wenn ja, welche (z.B. Klassik, Rock, Pop, Schlager)?

....

....

Hat sie/er einen Lieblingsinterpreten?

O ja   O nein

Wenn ja, welche (z.B. Prince, M. Jackson, Ludovico Einaudi, Elvis Presley, Beatles)?

....

....

Hat sie/er einen Lieblingskomponisten?

O ja   O nein

Wenn ja, welche (z.B. W. A. Mozart, R. Wagner, C. Orff)?

....

....

Hat sie/er Lieblingslieder?

O ja   O nein

Wenn ja, welche?

....

....

Was glauben Sie, wäre für sie/ihn während des Aufenthaltes auf unserer Intensivstation besonders wichtig?

....

....

....

....

Dokumentationsliste

Dokumentation der Patientenreaktion auf die Anwendung durch Musik!

Nr.	Datum	Von	Bis	Musik	RR	HF	AF	Probleme?	Besonderheiten
								O Nein O Ja	
								O Nein O Ja	
								O Nein O Ja	
								O Nein O Ja	
								O Nein O Ja	
								O Nein O Ja	
								O Nein O Ja	
								O Nein O Ja	
								O Nein O Ja	
								O Nein O Ja	
								O Nein O Ja	
								O Nein O Ja	
								O Nein O Ja	
								O Nein O Ja	
								O Nein O Ja	
								O Nein O Ja	
								O Nein O Ja	
								O Nein O Ja	
								O Nein O Ja	

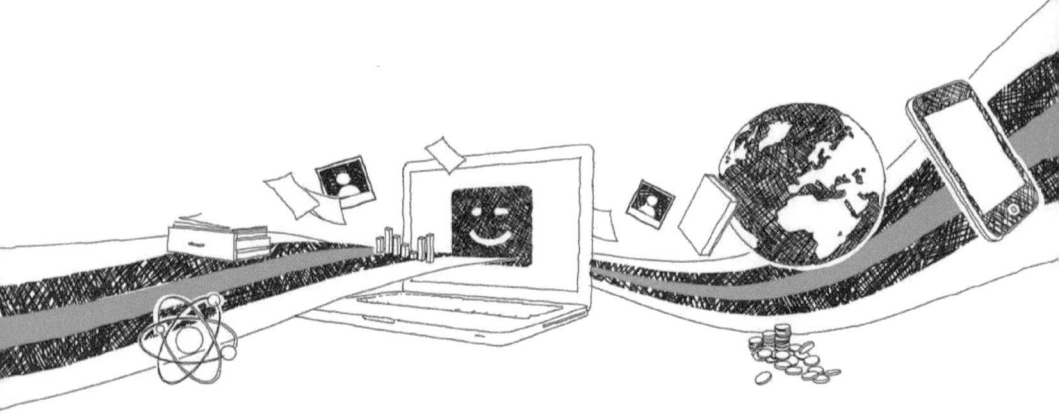
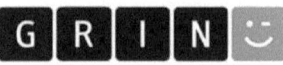